Heisshunger Vernichtung

Vernichtende Jagd nach dem Diätkiller Nr. 1

von Birgit Simon

www.abnehmwerkstatt.de

Disclaimer

Alle Rechte sind vorbehalten. Kein Teil dieser Veröffentlichung oder der darin enthaltenen Informationen dürfen zitiert oder in irgendeiner Form mit irgendwelchen Mitteln wie Drucken, Scannen, Fotokopieren oder auf andere Weise ohne vorherige schriftliche Genehmigung des Urhebers kopiert werden. Haftungsausschluss und Nutzungsbedingungen: Es wurde alles unternommen, um sicherzustellen, dass die Informationen in diesem Buch richtig und vollständig sind. Die Autoren und der Verlag übernehmen keine Gewähr für die Richtigkeit der Informationen, Texte und Grafiken, die im Buch enthalten sind; schon aufgrund des schnellen Wandels der Wissenschaft, Forschung, der bekannten und unbekannten Fakten und des Internets. Die Autoren und der Verlag übernehmen keine Verantwortung für Fehler, Auslassungen oder gegenteilige Auslegungen des Themas. Alle Informationen und Ratschläge in diesem Buch sind von den Autoren sorgfältig erwogen und überprüft, bieten jedoch keinen Ersatz für ärztlichen Rat. Jeder Leser ist für sein eigenes Handeln und seine Gesundheit selbst verantwortlich. Somit erfolgen alle Angaben in diesem Buch ohne jegliche Gewährleistung oder Garantie seitens der Autoren. Die Autoren haften nicht für Personen-, Sach - und Vermögensschäden. Dieses Buch ist ausschließlich für Motivations- und Informationszwecke vorgesehen.

Inhaltsverzeichnis

1. Heißhunger – der stärkste Gegner beim Abnehmen!

An herkömmlichen Abnehmtipps kommt keiner vorbei. Auch ich nicht. Nur, hätte davon jemals etwas wirklich dauerhaft funktioniert, gäbe es nicht täglich neue Diätbücher, oder?

Hier bekommen Sie **keine Diät-Tipps**! Davon haben Sie schon mehr als genug und insgeheim wissen Sie, was SIE für richtig halten und welche Strategie für SIE funktioniert. Also: Ich biete hier keine neue Diät, Wunderpille oder sonstige Errungenschaft an.

Was ich Ihnen biete ist etwas, womit Sie Ihren größten Widersacher beim Abnehmen ein für alle Mal in die Flucht schlagen. Sie bekommen hier eine nachhaltige Lösung für das immer wiederkehrende Problem HEIßHUNGER. Denn es ist nicht der echte Hunger, der Ihre Diät sabotiert, sondern Heißhunger!

Und Heißhunger können Sie tatsächlich loswerden!

Wenn Heißhunger kein Problem mehr für Sie ist, werden Sie Ihr persönliches Ziel mit Ihrer Lieblingsmethode und mit Ihrer individuellen Figurstrategie mühelos erreichen!

Das ist noch nicht alles! Ohne Heißhunger steigen Sie aus. Raus aus dem, was Sie kennen. Sie verlassen die lästige Spirale von Vorhaben und Schwachwerden. Mit dem Ausstieg steigern Sie automatisch Ihr Selbstwertgefühl – Sie werden stolz auf sich sein und viele Projekte unbeschwerter anpacken. Eine wahrnehmbare Steigerung des Lebensgefühls, eine Befreiung liegt vor Ihnen!

Wie gut darf es Ihnen gehen? Sind Sie bereit, Ihre Willenskraft schon bald für andere Dinge als den Kampf um Esskontrolle einzusetzen?

Wer hat es nicht schon erlebt? Ganz gleich wo Sie sich gerade befinden - ob Sie allein sind, bei Freunden, vor dem Fernseher oder bei der Arbeit, der Heißhunger kommt plötzlich, mit Macht, meist überraschend und ungebeten. Heißhunger wird als starke Beeinträchtigung empfunden. Schließlich bleibt das dadurch ausgelöste Naschen nicht ohne Folgen. Es sind ja gerade sehr süße, sehr salzige oder auch herzhafte und fette Nahrungsmittel, auf die man dann übermäßigen Appetit hat. Diese führen schnell zu einer Gewichtszunahme. Außerdem folgt auf eine Heißhungerattacke kein normales Hungerstillen – also Essen schön zubereiten, an den Tisch setzen und in Ruhe essen -, sondern oft eine sehr schnelle und unkontrollierte Nahrungsaufnahme, die mir viele Kunden auch als regelrechte Fressattacken beschreiben. Durch das schnelle Essen werden viel größere Mengen als nötig aufgenommen, da der Magen erst nach ca. 20 Minuten den Sättigungsimpuls schickt.

Heißhungerattacken – fast jeder kennt sie also. Doch nicht jeder muss dagegen etwas unternehmen, bzw. leidet darunter. Wenn Sie sich jedoch dadurch eingeschränkt fühlen und es Freiheit und eine Steigerung Ihrer Lebensqualität bedeuten würde, nicht mehr unter

Heißhungerattacken zu leiden, dann folgen Sie mir. Ich kenne Heißhungerattacken nur noch aus der Erinnerung. Nun endlich eine Ernährungsform gefunden zu haben und nicht mehr ständig darüber nachzudenken, was ich gleich esse, ob ich schon zu viel gegessen habe und ob ich es wohl heute Abend schaffe, nicht wieder mit viel zu vollem Bauch ins Bett zu gehen, weil ich noch abwechselnd Süßes und Herzhaftes verschlinge, obwohl ich es nicht will..... stellt eine enorm hohe Lebensqualität dar. Eine Freiheit, eine „Entsklavung" vom Essen, denn Essen wird weiterhin (zum Glück) immer in unserer Nähe sein. Essen wird heute mit starken Gefühlen beworben, es werden Duftsprays in Lebensmittelabteilungen eingesetzt, damit wir durch Keksduft, Schinkenaroma, etc. zum Kauf angeregt werden. Sie werden weiterhin keinen Winterschlaf machen, sondern immer wieder bewusst die Adventszeit erleben mit den vielen bunten Tellern und Einladungen zu üppigen Kaffeetafeln und Abendessen. Nur eben ohne davon mehr als nötig, mehr als Sie wollen zu genießen! Warum? Weil Sie keinen Heißhunger mehr haben! Und ohne Heißhunger sind all diese Dinge eher uninteressant. Sie missbrauchen die Leckereien nicht mehr unter dem Deckmäntelchen des Genusses.

Interessanterweise hat mir während der vielen Hypnose-Coachings, die ich schon mit Menschen mit Essproblemen gemacht habe, noch niemand erzählt, dass ihn Heißhungerattacken morgens erwischt hätten. Heißhungerattacken sind tückisch und oft unterliegen selbst die erfolgreichsten und diszipliniertesten Menschen diesem Phänomen! Man denkt soeben noch an den Diätplan und an ein bestimmtes Verhalten, das man sich vorgenommen hat, doch sobald die Ablenkung weniger wird, wir Feierabend haben, nicht mehr gefordert werden, uns in keiner festen Struktur mehr befinden, kann es uns wie folgt ergehen:

Der Körper will einen bestimmten Geschmack, will etwas sehr Süßes oder sehr Salziges/Fettiges. Ehe wir uns versehen, löffeln wir Eis aus der Familienpackung direkt in den Mund am offenen Kühlschrank. Kopfschüttelnd über unser Verhalten kommen Gedankenkaskaden in Bewegung: „….das brauchte ich jetzt, ….Mist, das hat so viele Kalorien, …ach, das habe ich mir heute verdient, …morgen bin ich wieder stark,… jetzt ist eh alles egal, …besser ich vernichte es jetzt, dann habe ich Ruhe…, morgen Mittag gibt es für mich nur einen Salat,.. ich kann ja auch bald mal wieder fasten,.. ja aber nicht jetzt,….“

Das sind Momente, in denen wir alles geben für eine Handvoll Chips oder einen Eisbecher, das größte Versprechen gäben wir, unseren Liebsten tauschten wir ein ;) für eine Tüte Nougateier.

Wie kann sich ein Mensch so gegen jede Vernunft verhalten? Hat er eine Wahl? Ist er krank? Muss er jetzt immer weiter zunehmen oder gefangen sein zwischen Kontrolle (tagsüber) und Wahnsinn (abends)? Sind Menschen, die oft einer Heißhungerattacke zum Opfer fallen, einfach nur schwach und genusssüchtig? Gibt es einen Weg raus aus diesem frustrierenden Teufelskreis?

Die gute Nachricht:

Ja, es gibt einen Weg raus aus dem Teufelskreis von Kontrolle und Heißhungerattacke!

In diesem E-book bekommen Sie die Informationen, die Sie brauchen. Hier lernen Sie, wie Sie Heißhungerattacken nachhaltig hinter sich lassen. Befreien Sie sich auf einfache und leichte Art und Weise.

2. Was Sie schon immer über Heißhunger wissen wollten

Zunächst also schaue ich mir das „Was ist" an. Lesen Sie selbst:

Plötzlich auftretender Heißhunger kann uns überall erwischen. Trotz regelmäßiger Mahlzeiten verspüren viele Menschen das leidige Hungergefühl, das sich gewöhnlich nur mit Süßem und Hochkalorischem bekämpfen lässt.

Angeblich leiden hauptsächlich Frauen unter Heißhunger. Viele Frauen kennen an bestimmten Phasen ihres Zyklus das hartnäckige Verlangen nach großen Mengen von bestimmten Nahrungsmitteln. Zuerst auf die Riesentafel Schoko-Nuss. Danach auf ein Wurstbrötchen, gefolgt von Chips und Eis. Einmal im Monat diesem Heißhunger nachzugeben wäre ja noch kein Problem, aber …

das Problem: Gewöhnung droht

… eine US-Studie besagt, dass es bei Frauen selten bei diesem hormonbedingten Heißhunger bleibt. Es kommt zu einem Gewöhnungseffekt und Frau verspürt auch in den anderen Phasen des Zyklus diese unbändige Lust auf besonders fette oder süße Speisen. Eine Art Sucht entsteht.

Heißhunger kann bedeuten, dass unserem Körper Stoffe fehlen. Dann wären wir intuitiv „heiß" auf Nahrungsmittel, die diese Stoffe enthalten und essen solange, bis der Körper genügend versorgt ist.

Das ist allerdings nur eine mögliche Erklärung.

Heißhunger weist oft auf eine Unterzuckerung hin. Diese entsteht, wenn wir z.b. regelmäßig und viel Süßes, bzw. vorwiegend Kohlenhydrathaltiges essen. Unser Körper schüttet dann nämlich vermehrt Insulin aus, um den Blutzuckerspiegel wieder zu senken. Sinkt dieser zu stark (nämlich dann, wenn er sehr hoch war…), entsteht Heißhunger.

Wie sich Heißhunger psychisch äußert:

- Als große Lust auf bestimmte Lebensmittel und große Mengen

- Ein Verlangen, das mit Macht und plötzlich eintritt

- Wie eine Sucht, wie ein Zwang, der uns gegen unser Vorhaben handeln lässt

Wie sich Heißhunger körperlich äußern kann:

- Müdigkeit
- Schwäche
- Schwindel
- Kopfschmerzen
- Seh- und Sprechstörungen
- Konzentrationsstörungen
- Verwirrtheit bis hin zum Bewusstseinsverlust
- Schwitzen
- Herzklopfen
- Zittern
- Angst
- Hyperventilation (zu schnelles Atmen - meist verbunden mit großer Angst, Kloßgefühl im Hals, Kribbeln in Händen und Füßen)

Hunger zu haben ist eine wichtige Einrichtung der Natur. Ein Hungergefühl stellt sich automatisch ein, wenn man lange nichts gegessen hat. Es soll sicherstellen, dass wir alle nötigen Nährstoffe und Energie bekommen und deshalb gereizt werden Nahrung aufzunehmen. Solange dem Körper lebenswichtige Nährstoffe fehlen, stellt Heißhunger einen wichtigen Schutz für unser Leben dar. Tritt sehr starker Hunger oder eine Heißhungerattacke auf, kann das auch ein Zeichen für physische als auch psychische Krankheiten und Störungen sein.

Am häufigsten verbreitet ist Heißhunger auf Süßes. Liegt hier eine Unterzuckerung vor, ist die Heißhungerattacke oft begleitet von Schweißausbrüchen und Zittern. Diese Symptome sprechen für eine Unterzuckerung des Körpers. Der Körper weist uns deutlich darauf hin, dass dem Gehirn schnell verwertbare Energie in Form von Zucker fehlt. In diesem Fall sollte unbedingt Diabetes mellitus ausgeschlossen werden. Jedoch können auch Gesunde unter häufiger Unterzuckerung leiden, was an der Art der Ernährung und Lebenshaltung liegt. Während der Schwangerschaft kommen Heißhungerattacken häufig vor. Darüber hinaus leiden Menschen mit Fettstoffwechsel- und Essstörungen auch sehr oft unter Heißhunger. Weitere Krankheiten, Drogenmissbrauch, Nebenwirkungen von Medikamenten (zum Beispiel Cortison), Schilddrüsenüberfunktion und andere Stoffwechselstörungen können von Heißhungerattacken begleitet sein.

Dann forschte ich weiter, ob die Leidtragenden eventuell durch ihr Verhalten oder durch besondere Umstände die Bestie am Leben erhalten:

3. Ursachen für Heißhunger

- **Körperliche Ursachen**

- **Zwölf Psychische Ursachen**

Körperliche Ursachen für den Heißhunger

- **Unterzuckerung**: Der körperlich bedingte Heißhunger signalisiert in den meisten Fällen eine akute Unterzuckerung des Körpers, damit ist ein starker Abfall des Blutzuckerspiegels gemeint. Dazu kann es nach einer stark zuckerhaltigen Mahlzeit kommen. Vor allem bei Mahlzeiten, die viele einfache und damit schnell verwertbare Zucker wie Fruchtzucker (Fructose) und Traubenzucker (Glucose) enthalten. Diese einfachen, sofort verwertbaren Zucker gelangen besonders schnell ins Blut und haben somit eine direkte Wirkung auf unseren Blutzuckerspiegel, der dann steil ansteigt und schnell wieder abfällt, weil viel Insulin gelockt wurde (um viel Zucker in die Zellen zu transportieren), was nun überschüssig auf Zucker zum Transportieren wartet. Die extreme Schwankung nach unten erzeugt deshalb den Impuls Zucker aufzunehmen, dies findet seinen Ausdruck in einer Heißhungerattacke. Grundsätzlich sorgen Lebensmittel mit einem hohen glykämischen Index für einen schnellen Anstieg des Blutzuckerspiegels.

- **Einseitige Diäten**: Muss der Körper einen Energieverlust ausgleichen, wie zum Beispiel während oder nach einer Diät, kann er das durch einen Heißhungeranfall bewirken.

- **Schwangerschaft**: Durch die besondere Hormonsituation im Körper einer Schwangeren können starke Gelüste auf bestimmte Nahrungsmittel begünstigt werden. Da es vor allem zu großen Schwankungen des Hormonspiegels kommen kann, kann von Heißhunger oder großem Essdrang die Rede sein.

- **Menstruationszyklus**: Genauso wie während einer Schwangerschaft, ändert sich auch in den verschiedenen Phasen des Menstruationszyklus die hormonelle Situation im Körper, so dass es zu Heißhungerattacken kommen kann.

- **Wechseljahre**: Wiederum ist die Hormon-Schieflage für Unausgeglichenheit des gesamten Organismus verantwortlich und damit auch in vielen Fällen für besondere Gelüste und Heißhungeranfälle.

- **Tumore**: Selten aber möglich. Bei bestimmten Tumoren kann Heißhunger ein Symptom sein. Es gibt Tumore, die unkontrolliert Hormone produzieren. (Bsp. Inulinom, gutartiger Tumor der Bauchspeicheldrüse)

- **Alkoholabhängigkeit**: Ist die Leber so stark geschädigt, dass sie ihre Aufgaben nicht mehr optimal leistet, kann es zu Heißhunger kommen. Möglicherweise kann der Glukosespeicher in der Leber nicht abgerufen werden, Folge: der Blutzucker sinkt.

- **Viele kleine Mahlzeiten**: Wer viel „snackt", sorgt für viele Schwankungen des Blutzuckers und kann somit auch starken Appetit bis zu Heißhunger auslösen.

- **Geschmacksverstärker**: Nehmen wir durch unser Essen viele Geschmacksverstärker auf, kann es vermehrt zu Heißhungeranfällen kommen, weil wir durch unser Essen einfach nicht befriedigt werden und dem Körper schlichtweg Nährstoffe fehlen. Durch den „Anfall" will er sich schützen und uns dazu bringen, die fehlenden Stoffe durch viel „Masse" aufzunehmen.

- **Zuckerersatzstoffe**: Xylit, Sorbit, Mannit, Isomalt, etc…. machen dem Körper vor, es käme etwas Süßes. Daraufhin reagiert er mit Ausschüttung von Insulin ins Blut, um den erwarteten Zucker raus aus dem Blut, rein in die Zellen zu transportieren. Nun kommt aber kein Zucker und somit herrscht ein Überschuss an Insulin im Blut. Dieser Zustand bedeutet für unseren Körper dasselbe wie eine Unterzuckerung. Heißhunger auf Süßes ist die Folge.

- **Hungern**: Wer zum Beispiel tagsüber nichts oder kaum etwas isst, spürt abends wahrscheinlich übermäßigen Hunger und Essdrang.

- **Enzymmangel**: Ernährt man sich hauptsächlich von Kohlenhydraten und verbrennt jedoch nicht angemessen (wie beim Leistungssport, starker körperlicher Einsatz, Arbeit auf dem Bau), dann kann es im Verhältnis zu einem Mangel an

Fettverdauungsenzymen kommen. In dieser nicht seltenen Stoffwechselsituation können die Fettdepots des Körpers nicht schnell genug zur Energielieferung bereit stehen. Der Körper ist dann angewiesen auf die Füllung des „Kohlenhydrattanks". Ist der gerade leer (er umfasst ca 500 kcal, reicht für 2 Stunden normale Tätigkeit), haben wir Hunger auf Kohlenhydrate und warten mit dem Nachschub, kommt es zu Heißhunger. Dies ist keine Krankheit, sondern eine Folge nicht artgerechten Lebensstils.

- **Körpereigene Drogen im Darm**: Ein Urmechanismus bewirkt, dass ein Darmkeim durch bestimmte Stoffe den Körper anregt, vermehrt Verdauungssäfte zu bilden. Diese verleihen uns dringenden Appetit auf fettiges Essen. Früher waren Fette nicht so leicht verfügbar, jedoch genauso lebensnotwendig für die Funktionen der Zellen wie heute. Durch den Heißhunger auf Fettiges soll der ausreichende Konsum sichergestellt werden.

- **Schlafmangel**: Schlaf ist eines der menschlichen Grundbedürfnisse. Befriedigen wir es nicht, kompensieren wir es möglicherweise durch essen. Nach einer Zeit ist ein Mechanismus entstanden: müde sein – Hunger haben; später wird Heißhunger draus.

- **Lichtmangel**: Treffen - zum Beispiel im Winter – weniger Lichtsignale aus der Netzhaut (im Auge) auf die SCN (eine Ansammlung von Nervenzellen im Gehirn), so kann unser Tag- und Nachtrhythmus empfindlich gestört werden. Die Zyklen aus Helligkeit und Dunkelheit wirken sich auf Ruhe, Aktivität, Körpertemperatur, Regeneration des Körpers und auf den Hormonhaushalt aus. Durch die veränderte Hormonsituation kann es zu verminderter Serotonin-Produktion kommen und wir versuchen, unsere Stimmung mit viel Schokolade aufzuhellen.

- **Nährstoffmangel**: Ernährt man sich unausgewogen, so kann es zum Mangel an bestimmten Nährstoffen kommen. Durch Heißhunger versucht der Körper uns zur Aufnahme der Stoffe zu animieren.

- **Zu wenig Bewegung**: Wer viel, bzw. ausreichend Sport treibt, fühlt sich ausgeglichener und rundum besser. Im Gegensatz dazu kann ein Bewegungsmangel zu einem schlechten Körpergefühl führen, was man durch Essen auszugleichen versucht. Auf die Dauer stellen sich Heißhungeranfälle ein.

- **Kiffen**: Dadurch gelangen Cannabinoide in den Körper – Cannabinoide wirken appetitsteigernd und gleichzeitig enthemmend. Somit kann einer Heißhungerattacke Vorschub geleistet werden.

- **Stress**: Zwar ist Stress vor allem ein psychisches Problem, doch die Auswirkungen von Stress sind körperlich. Erleben wir Stress steigt der Cortisolspiegel im Blut. Damit geht eine verminderte Leptin- und Insulinbereitstellung einher. Dies wiederum erzeugt ein Hungergefühl.

b) Psychische Ursachen für den Heißhunger

- **Lebensrhythmus**: Fühlt man sich ständig unter Strom, will allem gerecht werden und plant für sich selbst kaum Zeit ein, kompensieren wir unbefriedigte Gefühle mit Essen.

- **Hunger ignorieren**: Hungern wir, ist das Thema Essen ständig präsent. Kommt dann noch irgendein schlechtes Gefühl hinzu, drängt sich unser Grundbedürfnis nach Nahrung und Sättigung schlagartig in den Vordergrund und als Folge befriedigen wir den schon vorhandenen Hunger evtl. unkontrolliert und im Übermaß.

- **Zu wenig essen**: So kann es zu einem Mangel an Serotonin kommen. Fühlen wir uns satt, schüttet der Hypothalamus vermehrt Serotonin aus. Serotonin ist ein zentrales Hormon für gute Laune und Glücksgefühle – Heißhunger kann uns somit indirekt zu guter Laune verhelfen.

- **Schlechte Laune**: Um die oben beschriebene Serotonin-Situation herzustellen, essen wir - der Laune zu Liebe...

- **Negative Gefühle**: Irgendwann hat man sich angewöhnt, sich mit Essen zum Beispiel Trost zu verschaffen – nach einer Zeit sind wir konditioniert und reagieren bei diesem negativen Gefühl mit dem antrainierten Verlangen.

- **Fehlende Lebensfreude**: Essen kann ein intensives Erlebnis sein. Fehlen uns Genuss und Freude allgemein im Leben oder in wichtigen Lebensbereichen, können wir Verknüpfungen erschaffen, indem wir sie uns „versüßen" oder zur Ablenkung essen. Nach einer Zeit bekommen wir Heißhunger bei zu wenig positiven Emotionen.

- **Verbote**: Verbietet man sich bestimmte Nahrungsmittel mit Zucker und raffinierten Kohlenhydraten (aus gesundheitlichen oder diätetischen Gründen), kann eine Folge Heißhunger auf Süßes sein.

- **Nachahmen**: Gedanken, Phantasien, Werbung, Gerüche, essende Menschen oder das reine sichtbare Angebot von Essen lässt Sie auf die Idee kommen und inspiriert Sie bis zum Heißhunger, obwohl kein echter Hunger vorhanden ist.

- **Verdrängungshilfe**: Sehr negative Emotionen wollen wir mit einem Körpergefühl wie Sattsein abdämpfen oder überdecken bzw. uns davon ablenken.

Auf der Flucht versteckte sich das Monster immer wieder hinter der Gestalt des echten Hungers. Es wurde dringend Zeit, den wahren Unterschied aufzudecken.

4. Heißhunger im Unterschied zu Hunger und krankheits- oder medikamentenbedingtem Heißhunger

Echter Hunger: Hunger ist eine körperliche Empfindung, die voranschreitend sehr unangenehm und auch schmerzhaft werden kann. Durch Hunger werden Menschen und Tiere dazu veranlasst, Nahrung aufzunehmen. Den Körper ausreichend mit Nahrung und somit mit Nährstoffen zu versorgen, ist die biologische Funktion des Hungerreizes. Hauptsächlich wird das Körpergefühl Hunger durch Hormone gesteuert. Echten Hunger kann man nicht lange ohne körperliche Folgen überleben.

Das natürliche Hungergefühl setzt langsam ein. Eine **Heißhungerattacke** kündigt sich in der Regel nicht an, sondern kommt als plötzlicher Schub. Hierbei wird unterschieden, ob es sich um einen Hungerschub infolge einer Hypoglykämie (Unterzuckerung) oder psychisch bedingtem Heißhunger handelt.

Heißhunger und Krankheiten:

- **Binge-Eating:** **Anfallartige Fresssituationen in hoher Frequenz!** Leider noch nicht so gut bekannt und anerkannt wie Magersucht und Bulimie. Bei einer BES (Binge-Eating-Störung) isst der Betroffene sehr schnell und viel, obwohl kein wirklicher Hunger vorliegt. Oft folgen Schuldgefühle und ein vollgestopftes Körpergefühl auf einen Heißhunger-Anfall. Stress, Einsamkeit und andere Probleme können Auslöser für die Attacken sein.
  Während Bulimiker das Essen wieder in die Toilette befördern, ein Abführmittel nehmen oder exzessiv Sport treiben, behalten hier die Betroffenen das Gegessene bei sich. Hier ist unbedingt psychotherapeutische Unterstützung nötig.

- Kommt es zu wiederholten Heißhunger-Attacken ohne erkennbaren Grund, ist es ratsam eine **genaue Diagnose** durch einen Allgemeinmediziner stellen zu lassen. Es sollte erfragt werden, wann die Heißhunger-Attacken begonnen haben, ob sie zu einer bestimmten Tageszeit oder unter bestimmten Umständen auftreten. Außerdem ist es wichtig zu klären, ob der Heißhungergeplagte etwas in seiner Ernährung oder im Sport- und Bewegungsverhalten geändert hat, ob er zu- oder abgenommen hat und noch andere Beschwerden vorliegen wie Abgeschlagenheit, Schmerzen, Durchfall. Natürlich sollte auch nach Medikamenteneinnahme und bestehenden Erkrankungen gefragt werden. Nach der gründlichen körperlichen Untersuchung sollte eine Blutuntersuchung folgen, damit der Arzt die Blutzucker-, Schilddrüsen- und Blutfettwerte kontrollieren kann. Oft ist es auch sinnvoll, spezielle Blutuntersuchungen, Urin- und Stuhluntersuchungen zu veranlassen.

- Besteht nämlich ein **Diabetes mellitus**, ist Heißhunger evtl. ein Hinweis auf falsches Verhalten oder falsche „Einstellung", sprich Insulinversorgung.

- Kommen Heißhungeranfälle wirklich oft und regelmäßig vor, gelten sie als **Essstörung**. Bei Adipositas-Patienten, bei Patienten, die unter Bulimie oder Binge Eating leiden, gehören Heißhungerattacken zum Symptomenkomplex. Hier verlaufen die Anfälle jedoch meist mit vollkommenem Kontrollverlust.

- Liegt eine **Schilddrüsenüberfunktion** vor, kann es auch zu übermäßigem Hunger kommen. Für die Gesunderhaltung des Organismus ist es wichtig, die Hormonlage medikamentös zu korrigieren.

- Einige Medikamente, am bekanntesten hierfür ist **Cortison**, erzeugen großen Appetit. Wiederum als Folge des gestörten Hormonstoffwechsels. Jedoch können auch Medikamente für psychische Erkrankungen wie Psychopharmaka und Neuroleptika Heißhunger als Nebenwirkung haben.

- Hormonersatzpräparate oder die Antibabypille können Heißhunger auslösen.

- Wurmerkrankungen sollten ebenfalls abgeklärt werden. Neben Übelkeit, Bauchschmerzen, Appetitlosigkeit und Gewichtsverlust können auch gegenteilige Symptome wie Heißhunger vorkommen.

Natürlich kam ich als akribisch arbeitende Profilerin nicht an echten Experten vorbei, die so einiges wunderliches und brauchbares erforscht haben:

5. Experten und Forscher haben herausgefunden...

- Japanische Forscher sollen nachgewiesen haben, dass Sport gegen Heißhunger auf Süßigkeiten hilft. Nach einem Training nimmt demnach die Lust auf Süßes ab. Diese Geschmacksveränderung hängt vermutlich mit den beim Sport ausgeschütteten Endorphinen, den sogenannten Glückshormonen, zusammen. Da man sich damit wohl und glücklich fühlt, kommt kein Gedanke an Zucker oder an einen zusätzlichen Kick durch Essen.

- Eine französische Studie mit knapp 1000 Versuchspersonen zeigt, dass das Gefühl von Heißhunger vor allem für Frauen typisch ist. Von allen Befragten gaben 30% der Frauen, jedoch nur 13% der Männer an, einmal pro Woche unter Heißhunger zu leiden. Weiterhin stellte sich heraus, dass Frauen eher aus depressiven Gefühlen essen, wohingegen Männer gerne zu deftigen Speisen greifen, wenn sie gute Laune haben.

- Professor Volker Pudel von der Ernährungspsychologischen Forschungsstelle der Universität Göttingen hat einmal gesagt: „...Lust auf Süßes entsteht als sinnvolles Signal und sollte nicht missachtet werden. In der Regel fehlen dem Körper Kohlenhydrate..." Auf die Frage nach der Lösung des Heißhungerproblems, antwortet Pudel: „Das beste Rezept gegen Heißhunger ist Essen". Weiterhin führt er aus: „Nicht jedes Essen macht gleich satt". „Sechs Bananen enthalten zum Beispiel genauso viele Kalorien wie acht Schokotrüffel. Doch während Sie die Bananen wahrscheinlich gar nicht alle schaffen und danach stundenlang satt sind, verputzen Sie die Trüffel in drei Minuten – und haben bald Lust auf mehr." Wichtig im Kampf gegen die Kilos: Nicht die Kalorien an sich machen dick, sondern der Kalorien-Mix. „Fettkalorien sättigen nicht so dauerhaft wie die gleiche Menge Energie aus Eiweiß und Kohlenhydraten", erklärt der Ernährungsexperte. By the way, Prof. Pudel war ein übergewichtiger Mensch.

- Werner Winkler, auch seines Zeichens Ernährungsexperte („Heißhunger ist gesund", Irisiana im Heinrich Hugendubel Verlag), vertritt den Standpunkt: „...Essgelüste sind weit mehr als bloße Launen unseres Körpers". Nach seiner Theorie ist unser Heißhunger ein Signal für bestimmte Mängel an Mineralstoffen und Vitaminen. Um Mangelerscheinungen langfristig vorzubeugen, so Winkler, ist es wichtig die Körpersignale richtig zu deuten.

- US-Forscher wollen eine wahren Teufelskreis aus fettigem Essen und Gewichtsproblemen entdeckt haben. Demnach würde das Verlangen danach mit jeder fettigen Mahlzeit anwachsen. Die Erklärung hierfür sind Gene im Gehirn, die durch Triglyzeride (Blutfette, die nach Schweinebraten und Cheeseburger im Körper kreisen) aktiviert werden. Diese Gene heizen den Heißhunger an und sorgen für einen sicheren Aufbau von Fettpölsterchen, so Sarah Leibowitz von der Rockefeller Universität (New York).

- Laut einer weiteren Studie lösen Hormone im Darm Heißhunger aus. Drogenähnliche Stoffe werden von Darmzellen abgesondert, diese machen uns ein starkes Verlangen nach fettigem Essen. Ein Urinstinkt, der bei heutigem Essens- und vor allem Fettangebot häufig zu Übergewicht führt. An der University of

California in Irvine, USA, haben Versuche mit Ratten ergeben, dass Endocannabinoide (= körpereigene, drogenähnliche Hormone) im Darm produziert und von dort aus in unseren Körper gegeben werden. Die Versuchstiere bevorzugten daraufhin vermehrt fettige Nahrung. Die Tiere wurden zunächst mit fettreichen Nahrungsmitteln gefüttert und anschließend wurde ihre Darmaktivität untersucht. Dabei zeigte sich, dass bereits der Geschmack von Fettigem die Produktion von oben genannten chemischen Botenstoffen im Darm auslöst, die den berauschenden Wirkstoffen von Hanfpflanzen ähneln. Dahingegen konnten Nahrungsmittel mit hohem Zucker- oder Proteinanteil diese Wirkung nicht auslösen.

Ist hier ein neuer Ansatz für die Medikamentenentwicklung entstanden? Eventuell kann man in Zukunft den Heißhunger dämpfen und Menschen mit Übergewicht könnten erheblich leichter abnehmen. Dieser Ansatz hätte den Vorteil, dass die Substanzen nicht im Gehirn wirken und damit wahrscheinlich nicht die üblichen Nebenwirkungen wie Angst und Depression nach sich ziehen, was bei vielen Appetitzüglern der Fall ist.

Schon vor mir haben investigative Geister versucht dem Heißhunger-Monster das Handwerk zu legen. Meiner Meinung nach mehr unterhaltsame als anhaltend wirksame Methoden. Mein persönliches Credo: „krasse Probleme, brauchen nun mal krasse Lösungen".

6. Kursierende Tricks zur Vermeidung von Heißhunger-Attacken:

Keine Chance für Heißhunger

Um Heißhunger-Attacken zu vermeiden, findet man unzählige, herkömmliche Tipps, die ich Ihnen hier gerne auflistе. *Die Auflistung entspricht **nicht gleichzeitig einer***

Empfehlung von meiner Seite!
- **Hungern Sie nicht!** Folgen Sie Ihrem Hungergefühl. Essen Sie etwas Gesundes immer wenn Sie Hunger haben. Es ist eine Tatsache, dass wir Nahrung aufnehmen müssen, um unseren Organismus am Leben zu halten. Regelmäßige Mahlzeiten sind also wichtig. Hungergefühle zu unterdrücken ist kontraproduktiv.

- **Ernähren Sie sich ausgewogen und natürlich**, dann vermeidet man automatisch Heißhungeranfälle.

- **Frühstücken Sie!** Wer ordentlich frühstückt, vermeidet eine Heißhungerattacke im Laufe des Vormittags.

- **Langsam essen!** Da das Sättigungsgefühl erst nach 20 Minuten einsetzt, würde man bei langsamem Essen viel früher aufhören zu essen. Damit verhindert man Völlegefühl, Trägheit und erneute Heißhungerattacken, weil dadurch auch der Blutzuckerspiegel weniger stark schwankt.

- **Essen Sie zu festen Zeiten!** Zum Beispiel: am Morgen ein Familienfrühstück, um 11 Uhr Joghurt oder Obst, ein spätes Mittagessen mit den Kindern um 14.30 Uhr, Obst oder mal ein Stück Kuchen am Nachmittag und ein Abendbrot um 19 Uhr.

- **Essen Sie regelmäßig:** Lässt man immer mal wieder Mahlzeiten ausfallen, „denkt" der Körper er ist im Mangel und schützt sich mit Heißhungergefühlen, um uns zum Essen zu bewegen

- **Vermeiden Sie Lebensmittel mit Zuckerersatzstoffen!** Mit Aspartam, Xylit & Co gaukeln wir unserem Körper vor, er bekäme Zucker. So reagiert der Stoffwechsel mit der Ausschüttung von Insulin. Nun kann Insulin nicht seiner Arbeit nachgehen und den im Blut vorhandenen Zucker in die Zellen zu schleusen. Es muss wieder abgebaut werden. Mit der Ausschüttung von Glykagon wird der Körper das Insulin wieder los. Dies lässt allerdings den Blutzuckerspiegel unter das normale Niveau absenken – die Folge ist Heißhunger!

- **Ausreichend trinken! Trinken Sie mindestens 2 bis 3 Liter pro Tag!** Wichtige Nährstoffe wie Mineralien nehmen wir auch zu einem großen Teil über Mineralwasser, Fruchtschorlen und Tees auf. Auch Durst kann Heißhunger auslösen.

- **Lenken Sie sich ab!** Da Heißhungerattacken meist nur wenige Minuten dauern, können Sie Schlimmeres verhindern, indem Sie einfach ausharren oder sich mit etwas ablenken, was nichts mit Essen zu tun hat. Nach spätestens 15 Minuten ist der Anfall eh vorüber.

- **Lutschen Sie einen Kieselstein!**

- **Kauen Sie ein Kaugummi!** Englische Studien wollen bewiesen haben, dass Kaugummi kauen die Hungergefühle dämpft und Gefühle der Sättigung hervorruft. Geschmacksrichtungen wie Mango und Aloe-Vera sollen zudem die Lust auf Süßes befriedigen.

- **Riechen Sie an einer frischen Vanilleschote!** Das wohlriechende ätherische Öl vernichtet den Jieper auf Süßigkeiten auf der Stelle.

- **Zähneputzen**! Der frische Geschmack im Mund ist ein intensives Erlebnis und so kann Mundhygiene regelrecht Heißhungerattacken stoppen. Schmeckt man gerade minzige Zahnpasta oder Mundwasser, ist der Gedanke ein Stück Salami oder ein Löffel Mousse au Chocolat zu essen nicht mehr attraktiv.

- **Warmes Wasser in kleinen Schlucken!** Dieser Hinweis kommt aus der ayurvedischen Lebensform. Warmes Wasser füllt den Magen, befreit den Körper von Giftstoffen und reinigt ihn.

- **Bitterstoffe sollen den Heißhunger auf Süßes in Schach halten.** Täglich eine Tasse Bitterkräuter-Tee, z.B. Schafgarbe oder Löwenzahn (Apotheke)

- **Objekt der Begierde in Schwarz-Weiß vorstellen!** Bekanntlich isst das Auge mit. Sobald Sie an eine leckere Portion Fritten oder Apfelkuchen denken, verwandeln Sie Ihre Vorstellung von farbig zu schwarz-weiß. Immer noch heiß drauf?

- **Bilder im Kühlschrank!** Schwarz-weiß Fotografien von Lieblingsspeisen, schlanke Bäuche, Bikinifiguren, etc. Sie öffnen Ihren Kühlschrank und sehen zuerst die Bilder….

- **Wenn es sich gar nicht vermeiden lässt**: Gönnen Sie sich ein kleines Stück Schokolade oder etwas sehr Süßes mit relativ wenig Kalorien, zum Beispiel einen Schaumkuss mit nur 100 Kcal.

- **Immer einen gesunden Snack bereithalten**: Sorgen Sie dafür, immer eine kleine Portion Nüsse, Obst, etc. bereit zu haben.

- **Naschen Sie mit Genuss!** Wenn Sie ohne schlechtes Gewissen etwas naschen, sind Sie hinterher „befriedigt" und der Gedanke an Essen ist erst mal vom Tisch. Beschäftigen Sie sich jedoch nach dem Naschen noch mit Selbstkasteiung und schlechtem Gewissen, sinkt Ihre Stimmung wieder und zur Launesteigerung denken wir wieder an Schokolade….

- **Naschen Sie nur ‚echte' Süßigkeiten** – ohne Fett. Bananen z.B. enthalten gesunde Kohlenhydrate. Auch ungeschwefeltes Trockenobst macht munter, enthält viele Ballaststoffe und bringt so die Verdauung in Schwung. Weitere Snack-Alternativen: Gummibärchen, Russisch Brot oder Reis-Crispies.

- **Notsüßigkeiten:** Wer der Verlockung von „falschen" Süßigkeiten erliegt, kann mit einem kleinen Trick zumindest einer exzessiven Fressattacke vorbeugen. Verpacken Sie einfach die Schokolade in roten Säckchen mit einem weißen Kreuz, so signalisieren sie, dass es sich um einen Notfall handelt.

- **Eigene Gefühl untersuchen:** Bei einer Heißhungerattacke fragen Sie sich: „Esse ich, obwohl ich gerade etwas anderes brauche?" Und im akuten Fall erst mal Wasser trinken.

- **Positive Affirmationen:** Auch aktive Formulierungen wie "Ich esse jetzt Obst" statt "Ich sollte weniger naschen" können uns das Gefühl von Vertrauen in uns selbst geben oder anderweitig unterstützen. Affirmationen wie: "Ich esse in Maßen und in Ruhe" können uns gelassener und selbstbestimmter handeln lassen.

- **Treiben Sie ausreichend Sport und schlafen Sie genug!** Wenn unsere Grundbedürfnisse nicht befriedigt sind, versuchen wir auf eine andere Art zu kompensieren, evtl. durch extremes Essen.

- **Rufen Sie eine/n Freund/in an**: Ihr Leid wird geteilt oder jemand kann Sie zur Disziplin ermahnen

- **Appetitzügler**: Mehr dazu unter Punkt „Therapien" gegen Heißhunger

- **Gummibärchen oder Schokolade in den Gefrierschrank gelegt** - und anschließend gegessen bzw. gelutscht? Die eiskalten Süßigkeiten betäuben Ihre Geschmacksknospen, der leckere süße Geschmack wird nur noch sehr reduziert wahrgenommen und die Lust auf Süßes vergeht.

- **Attacken-Tagebuch schreiben**:
  Kommen Sie sich somit auf die Schliche.
  Vielleicht finden Sie heraus, welcher
  Ärger oder Stress Sie essen lässt. So
  lässt sich die nächste Attacke vielleicht
  verhindern.

Konnten Sie mithilfe dieser Tipps Ihre Heißhunger-Attacken vermeiden und Ihr Monster für immer vertreiben? Prima, herzlichen Glückwunsch!
Falls nicht, bleiben Sie dran und verfolgen mit mir seine Spur ...

Da mit großen Problemen auch großes Geld gemacht wird, konnte ich nicht umhin mich mit den Errungenschaften der Pharma Industrie zu beschäftigen.
Natürlich hat man im Labor vielversprechende Lösungen zur Heißhunger Zähmung in bunte Kapseln gemischt. Wer leidet, probiert viel aus und nimmt sogar neue Probleme in Kauf!
Leider ist keine „Waffe" in dieser Liste, die zur endgültigen Vernichtung der Bestie führte.

7. „Therapien" gegen Heißhunger

Appetitzügler mindern, wie der Name schon sagt, den Appetit. Die dort enthaltenen Substanzen wirken hemmend auf das Hungerzentrum im Gehirn. Die meisten Appetitzügler sind sogenannte Sympathomimetika. Die Wirkung der nicht verschreibungspflichtigen Mittel ist wissenschaftlich nicht belegt, und die rezeptpflichtigen sind nur unter ärztlicher Kontrolle und wegen ihrer Nebenwirkungen nur über einen kurzen Zeitraum anzuwenden.

Natürlich ist jedem das Hungergefühl bekannt und es ist für uns überlebenswichtig, aber in übermäßiger Form und vor allem als ständiger Appetit oder Heißhunger unerwünscht – besonders wenn man abnehmen möchte. So liegt der Gedanke nahe, den Hebel beim Appetit anzusetzen und ihn zu zügeln. Wenn es sein muss mit Hilfe von natürlichen Mitteln oder synthetisch hergestellten Präparaten. In diesem Bereich gibt es mittlerweile eine große Auswahl. Im Folgenden erwähne ich nur Appetitzügler oder Appetithemmer – Rezeptpflichtige sowie Freiverkäufliche – und gehe nicht auf sogenannte Diätpillen ein, die mit ihrer Wirkung auch oder hauptsächlich auf Gewichtsverlust, verminderte Fetteinlagerung, usw. abzielen.

Die Idee, den Appetit durch Substanzen zu zügeln, ist nicht neu, sondern kommt aus Zeiten, in denen das Nahrungsangebot von Wetter und Umgebung eingeschränkt wurde. Das zwang die Menschen dazu, ihren Körper auf geringe Nahrungszufuhr einzustellen. Um diesen Zustand erträglich zu machen, sollte das Hungergefühl gedämpft werden. Das Hungergefühl sollte in dem Fall zwar nicht aus Gründen des Gewichtsverlustes abgeschwächt werden, was die heutige Hauptaufgabe der Appetithemmer ist, war aber auf gleiche Mittel und Anwendungen zurückzuführen. Hierfür dienten z. B. natürliche Substanzen, die das Hungergefühl verminderten, wie die aus dem Hoodia Kaktus, welche auch oft in modernen natürlichen Appetitzüglern vorkommen. Die Hoodia-Pflanze wird zu Pulver verarbeitet und hilft auf natürliche Art und Weise, den Appetit zu hemmen. Dagegen gibt es auf dem Markt auch etliche andere Mittel, die nicht immer natürlich sind, stattdessen synthetisch hergestellt werden. Diese haben verschiedene Nebenwirkungen, die der Körper nicht immer verträgt. Auch gibt es gefälschte Produkte, die zwar mit Hoodia werben, jedoch kein Hoodia-Pulver enthalten oder nur sehr geringe Anteile davon. Darauf sollte man also achten, sich vorab informieren, welche Produkte und Mittel als seriös gelten.

Rezeptpflichtige Appetitzügler:
Sibutramin

Der Wirkstoff Sibutramin mindert den Appetit, indem er direkt im Gehirn vor allem auf die Botenstoffe (Neurotransmitter) Serotonin und Noradrenalin wirkt. Sibutramin bewirkt, dass Serotonin und Noradrenalin länger wirksam sind, somit tritt das Sättigungsgefühl beim Essen eher ein und der Appetit wird gezügelt. Durch die durch Sibutramin verstärkten Stoffwechselprozesse produziert der Körper mehr Wärme, steigert somit den Grundumsatz und verbrennt mehr Kalorien.

Mögliche Nebenwirkungen von Sibutramin: Verstopfung, Schlaflosigkeit, Tachykardie (Herzfrequenz > 100 Schläge/Minute), Herzrasen, Hypertonie, erweiterte Blutgefäße, Hautrötung und Hitzegefühl, Übelkeit, Hämorrhoiden, Missempfindungen und Kribbeln, Kopfschmerzen, Angstgefühle, Schwindel, Schwitzen, Geschmacksstörungen.

Rimonabant:

Dieser Wirkstoff wirkt ebenfalls im Gehirn. Hier wird verhindert, dass sich Endocannabinoide an den Cannabinoid-1-Rezeptor (CB1) binden können. Somit werden die CB1-Rezeptoren vermindert angeregt. Das wiederum vermindert die Bildung von neuen Fettzellen und von Fettspeicherung. Gleichzeitig reduziert sich der Appetit auf zucker- und fetthaltige Speisen. Durch die Blockierung wird also das Hungergefühl gedämpft und gleichzeitig die Fett- und Zuckeraufnahme und -Speicherung verringert.

Mögliche Nebenwirkungen von Rimonabant: Infektionen der oberen Atemwege, Übelkeit, Magen-Darm-Entzündungen, Durchfall, Erbrechen, Angst, Reizbarkeit, Schlafstörungen, Schwindel, depressive Verstimmungen.

Appetitzügler - Allgemeine Warnhinweise!

Wie schon aus den aufgezählten möglichen Nebenwirkungen deutlich wird, sollten Vor- und Nachteile der Einnahme von Appetitzüglern genügend abgewogen werden. Beide hier aufgeführten Appetitzügler sind verschreibungspflichtig und sollten nicht auf Dauer und auf keinen Fall länger als 1 Jahr eingenommen werden, da längere Behandlungen nicht ausreichend erforscht sind. Verschrieben werden beide Stoffe in der Regel bei einem sehr hohen BMI (>30 bzw. >27, wenn gleichzeitig Diabetes mellitus oder eine Fettstoffwechselstörung vorliegen). Werden Sibutramin oder Rimonabant verschrieben, sollte der Patient während der Behandlung zusätzlich seine Ernährungsgewohnheiten ändern.

Frei verkäufliche Appetitzügler:

Cefamadar und Elian

Homöopathische Präparate sind Cefamadar (Tabletten) und Elian (Tropfen), zwei Mittel, die das Hungergefühl reduzieren sollen. Die Wirkung ist nicht wissenschaftlich abgesichert. Homöopathische Appetitzügler haben keine Nebenwirkungen.

CM3 und Matricur

Durch diese Mittel soll beim Essen früh ein deutliches Sättigungsgefühl eintreten. Die enthaltenen Wirkstoffe pflanzliche Zellulose und Collagen binden viel Flüssigkeit, quellen auf. Durch das große Volumen bekommen die Magenwände besonders früh den Reiz Sättigungsimpulse ans Gehirn zu leiten. Mögliche Nebenwirkungen können sein: Verstopfungen und im Extremfall Darmverschluss.

BioNorm Sättigungskapseln und Rapitrim

In diesen Mitteln soll die aus Asien stammende Konjakwurzel wirken. Wie bei CM3 und Matricur wird im Magen viel Flüssigkeit gebunden, die Masse quillt auf und man soll sich schnell gesättigt fühlen. Auch bei diesen Mitteln können als Nebenwirkungen Völlegefühl und Verstopfung auftreten.

Strobby und Graciamed Chitosan forte plus

Aus Muscheln und Krebstieren gewonnenes Glucosamin ist in diesen Mitteln enthalten. Die Glucosamine schließen Fettpartikel im Darm ein, wodurch sie so groß werden, dass sie die Darmwandung nicht mehr passieren können. Weil Fett dadurch unverdaut ausgeschieden wird, nimmt man die darin enthaltenen Kalorien auch nicht auf. Es sind Völlegefühl und Magendrücken als Nebenwirkungen möglich.

Redumax und Gracia Novo S

Diese Mittel enthalten eine Mischung unterschiedlicher pflanzlicher Wirkstoffe. Diese homöopathischen Präparate sollen den Appetit bremsen, die Verdauung fördern und zu einer vermehrten Verbrennung von Kalorien führen. Sie haben keine Nebenwirkungen, allerdings ist der Nachweis des Eintretens von Wirkungen wie bei den homöopathischen Produkten Cefamadar und Elian auch bei Redumax und Gracia Novo S nicht gesichert.

Slim Tec

Slim Tec ist ein sogenannter Fettverbrenner. Die Wirkstoffe sind pflanzlich. Es handelt sich um Guarana und Grüner Tee Extrakt, beide mit Koffein verwandt. Sie sollen zu einer erhöhten Fettverbrennung beitragen. Mögliche Nebenwirkungen sind Unruhe, Zittern, Herzrasen und Schweißausbrüche.

Vencipon

Die hier enthaltenen Wirkstoffe sollen zum Einen das Hungergefühl dämpfen, indem die Blutgefäße um den Magen verengt werden und zum Anderen soll die Nahrung besonders schnell durch den Verdauungtrakt geführt werden. Daher kann es zu Durchfall kommen. Die Gefäßverengung kann zu einer Blutdruckerhöhung führen.

Hoodia Gordonii

Aus dem südafrikanischen Kaktus gewonnenes Pulver soll für langanhaltende Sättigung sorgen.

Fazit:

Die Apothekerweisheit: „Keine Wirkung ohne Nebenwirkung" gilt natürlich auch bei allen Appetitzüglern. Ob sie die gewünschte Wirkung erzielen, ihren Preis wert sind und die Nebenwirkungen und Kosten das kleinere Übel darstellen, muss ein Jeder selbst bewerten. Es ist auf jeden Fall ratsam, die Einnahme von rezeptpflichtigen und auch rezeptfreien Sättigungsmitteln vernünftig abzuwägen und mit einem Arzt zu besprechen.

Abnehmen per Nasenspray:

Wie der Focus (Focus Online, 04.06.2000) berichtet, soll an der Universität Lübeck eine neue Methode zum Abnehmen entwickelt worden sein. Forscher haben an Probanden per Nasenspray ein Hormon verabreicht. Der Endokrinologe Horst Fehm testete mit seiner Gruppe an normalgewichtigen Studenten das Spray, mit dem Ziel die Wirkung des Hormons alpha-MSH, das im Gehirn appetithemmend wirkt und den Stoffwechsel ankurbelt, zu steigern. Laut Focus haben die Testpersonen trotz normaler Ernährung innerhalb von sechs Wochen 0,79 Kilogramm an Gewicht und insgesamt 1,68 Kilogramm Fett verloren. Das neuentwickelte Medikament soll die Fettverbrennung fördern und frei von Nebenwirkungen sein.

Wer Chemikern nicht traut, kann mit diesen „Biowaffen" dem Monster begegnen. Toi, toi, toi!

Akupressur:

Sie drücken ca. 15 bis 20 Sekunden mit dem Zeigefinger auf den Punkt zwischen Nase und Oberlippe. Dadurch können Sie angeblich den Heißhunger wegdrücken. Die Stimulierung dieser Stelle spricht das Appetitzentrum des Gehirns direkt an und der Heißhunger wird ausgebremst.

Fingeryoga:

Man nehme sich täglich Übungszeit von mindestens 5 x 5 Minuten. Dann drücke man die Daumen der linken oder rechten Hand auf das zweite Mittelfingerglied. Zwischen den einzelnen Übungen eine kurze Pause einplanen.

Der Süßhunger soll mit dieser Übung über folgenden Mechanismus im Zaum gehalten werden: Magen- und Milzenergie werden ins Gleichgewicht gebracht und helfen der Bauchspeicheldrüse bei der Zuckerverdauung. Stress wird ausgebremst und das Immunsystem mobilisiert. Mehr Infos zum Finger-Yoga gibt's in: Mudras - *Die wundervolle Kraft des Finger-Yoga* von Gertrud Hirschi, für 12,95 Euro im Kailash Verlag.

Erforschung innerer Konflikte und Verhaltensänderungen - Coaching

Nicht immer ist es ein Nährstoffmangel oder ein Hormonungleichgewicht, was hinter einer Heißhungerattacke steckt. Oft kann ein unerfülltes Bedürfnis zu Heißhunger führen. Hilfreiche Fragen können lauten: Seit wann habe ich diese Essanfälle schon? Treten sie in bestimmten Lebenssituationen auf? Gab es in der Vergangenheit besondere Probleme oder Ereignisse? Geburten, Scheidungen, Schicksalsschläge. Musste ich meine eigenen Belange durch irgendeinen Umstand in den Hintergrund rücken? Sind innere Konflikte die Ursache? Habe ich Sehnsüchte und bin nur oberflächlich zufrieden? Die nicht wahrgenommenen Sehnsüchte zeigen sich manchmal als latentes Mangelgefühl. Oder sie erzeugen eine permanente Gefühlsspannung, die „weggegessen" werden will.

Das Problem vieler Frauen und Mütter ist, dass sie es allen recht machen wollen und sich selbst dabei aus dem Blick verlieren. Vor allem die eigenen Bedürfnisse verdrängen sie. Viele fühlen sich irgendwann ständig wie unter Strom. Da sie oft keine Pausen und Zeiten für sich einplanen (können), gleichen sie ihre unbefriedigten Gefühle anders aus. Sehr oft mit Essen. Das wiederum belastet sie, sie fühlen sich unwohl und unattraktiv - der Teufelskreis ist hergestellt. Ein besonderes Mentaltraining wird in diesen Fällen eingesetzt: das sogenannte „**Wingwave**". Es wirkt auf das Emotionszentrum. Die vermittelten Techniken helfen den Betroffenen blockierte Gefühle zu lösen und das unerwünschte Verhalten zu verändern.

Wie bei vielen anderen Coachings ist das zentrale Ziel, die unbewussten Sehnsüchte zu erkennen und vom Essen zu entkoppeln.

Die Theorie besagt, dass bei Wingwave durch eine bestimmte Stimulationstechnik der Augen beide Hirnhälften zur optimalen Zusammenarbeit angeregt werden können. So sollen Verarbeitungsprozesse in Gang gebracht und Blockaden gelöst werden.

Bei Heißhunger sollte sich eine Therapie nach der zugrunde liegenden Ursache richten – sofern Heißhunger nur das Symptom einer körperlichen oder psychischen Erkrankung oder Störung ist. Liegt zum Beispiel ein Diabetes mellitus vor und der Betroffene ist medikamentös schlecht eingestellt, leidet er unter Heißhunger-Attacken. Eine optimale Therapie sorgt in diesem Fall dafür, dass sich der Blutzuckerwert normalisiert und größere Schwankungen (Überzuckerungen und Unterzuckerungen) ausbleiben.

Genauso sollte man bei Diäten und Fasten darauf achten, dass dem Körper immer noch genügend Energie zur Verfügung steht, damit Sie nicht unterzuckern. Vor allem wenn Zittern und Schweißausbrüche auftreten, spricht dies für eine Unterzuckerung. Dann können Sie sich beispielsweise mit einem Stück Traubenzucker helfen, der schnell ins Blut geht und den niedrigen Blutzuckerspiegel wieder ansteigen lässt.

Dann entdeckte ich die Geschichte von Tim Olsen. Endlich ein (sehr) lebendiges Beispiel, nein, mehr noch, ein Beweis dafür, dass es möglich ist Heißhunger *wirklich zu vernichten.*

8. Nie mehr Heißhunger – die Vernichtung

Folgen Sie mir in das Jahr 2012 zu einem sensationellen sportmedizinischen Experiment - einem Extremlauf von 100 Meilen. Dabei spielt ein Name eine Rolle, der in die Geschichte des Extremsportes eingeht: Tim Olson. Dabei hat dieser Tim Olson nichts anderes gemacht, als einen uralten Trick der Natur angewandt. Der Trick handelt vom Geheimnis der Energieversorgungsstrategien menschlicher und tierischer Zellen. Ich kann mir gut vorstellen, dass Sie sich fragen, was soll in der Zelle so besonderes stecken, was mir nicht schon mein Arzt oder sonst ein Ernährungsexperte verraten hat, oder? Vermutlich denken Sie auch jetzt, wieder so eine „Sensation aus den USA". Dabei geht die Geschichte noch viel weiter zurück, wenn man es genau nimmt. Zurück zu den ersten Menschen. Die haben ja offensichtlich überlebt - Sie und ich sind der Beweis. Das Überleben der menschlichen Spezies hing von ihnen ab. Denn hätten sie nicht überlebt, wären wir heute gar nicht da und könnten uns über Heißhunger ärgern. Gehen wir gedanklich zurück, etwa 2,6 Millionen Jahre, in die Steinzeit. Unsere Vorfahren hatten schon Werkzeuge entwickelt und waren überaus intelligente und erfahrene Jäger. Doch eines hatten sie uns voraus, sie hatten keinen Heißhunger. **Mit Heißhunger hätten sie nicht überleben können.** Es wird mich nicht wundern, wenn Sie beim Anblick unserer Vorfahren in Ihrer Vorstellung an primitive Halbaffen denken. Doch wahrscheinlich können Sie sich vorstellen, dass es sehr genaue neuere Informationen gibt, die viel Verblüffendes zu Tage bringen. Zum Beispiel so verblüffende Tatsachen wie, dass wir immer noch exakt dieselben Gene haben und dass der Stoffwechsel unserer Urahnen genau so funktioniert hat wie unser Stoffwechsel heute, obwohl sie sich anders als wir heute verhielten und ernährten. Es ist bemerkenswert, diese ersten Menschen lebten unter extremen Witterungsbedingungen, ungeschützt im offenen Savannengelände mit schier unendlichen Ebenen. Diese Menschen lebten ungeschützt gegenüber Raubtieren und der Sonne und ohne Obst und Gemüse wie wir es aus dem Supermarkt kennen. Sie lebten von Wurzeln, Gräsersamen und vor allem von großen Fleischmengen. Diese Fleischmengen mussten stundenlang ohne „Zwischenmahlzeit" und Frühstück erst kilometerweit erjagt werden. Es kann sein, dass sie bis zu 100 Km am Stück laufend oder schnell gehend unterwegs waren, ohne zwischendurch einen Riegel, Brötchen, oder eine Banane zu verspeisen.

Nun, möglicherweise fragen Sie sich, was das mit Heißhunger zu tun hat. Warum leiden wir Heißhunger, wenn wir doch den gleichen Stoffwechsel wie unsere Vorfahren haben? Zurück in die USA zum Extremlauf in das Jahr

2012. Ein extremer Lauf, wie der Name schon verrät. Marathonläufer erzählen oft vom „Mann mit dem Hammer". Ab Kilometer 30 kommt er angeblich, der „Mann mit dem Hammer". Das ist der Moment, wo die im Muskel gespeicherten Kohlenhydrate verbraucht sind. Die Muskelkraft schwindet rapide. Der Geist will aufgeben, klar, denn oben im Gehirn ist die Gehirnzelle besonders alarmiert und schreit nach Treibstoff. Heute gibt es dafür die Powerriegel und weiter geht's, aber es dauert, bis die Energie wirklich in den Zellen bereitgestellt wird. Auch das werden Sie vermutlich schon kennen. Es dauert etwas, bis die zittrigen Knie und Hände ruhig sind und der unangenehme Zustand Heißhunger vorüber ist, oder?

Tim Olsen ist nicht „nur" Marathon gelaufen, sondern Ultra-Marathon, nämlich den Western State. Dieser Lauf wird seit 1974 ausgetragen auf einer Distanz von 100 Meilen oder 160 km - um genau zu sein. Das heißt, die Läufer, die dort mitlaufen, müssen sich während des Laufs auf zwei Dinge verlassen: auf genügend Essen und Trinken. Um sicherzustellen, dass sie nicht dehydrieren, werden die Läufer stets gewogen. Diese Läufe werden von denjenigen gewonnen, die die beste Logistik an Powerriegeln haben. Ich kann mir gut vorstellen, dass Sie das an die Materialschlachten von Formel 1 Rennen erinnert. Nicht nur die Fitness, sondern die Vermeidung der Unterzuckerung (Hungerast nennt man unter Läufern den Heißhunger) ist entscheidend fürs Überleben, Ankommen oder sogar Siegen.

Früher oder später, das wissen Sie wahrscheinlich, gibt es im Sport immer wieder neue Rekorde und Sie fragen sich, wie kommen diese Rekorde zustande? Es liegt nicht daran, dass diese Menschen viel mehr Talent besitzen und viel extremer trainiert haben als andere, sondern dass sie besonders darauf achten, den einen besonderen Stoffwechsel zu trainieren. Den Fettstoffwechsel. Denn der Tank, der diesen Antrieb speist, ist um ein vielfaches größer, als der kleine Kohlenhydrat-Tank. Ist der Zucker (Kohlenhydrat-Tank = Zucker-Tank; aus jedem Kohlenhydrat macht der Körper am Ende Zucker, egal ob aus Apfelkuchen, Snickers oder Vollkornbrot) Nachschub aus, merken wir das sofort, wir haben Heißhunger.

In dieser Besonderheit steckt das eigentliche Geheimnis dieses Buches und damit haben Sie den Schlüssel, um nie wieder Heißhunger zu bekommen:

Der Mensch hat seit Urzeiten zwei Optionen für die Energieversorgung des Körpers zur Verfügung: Zuckerverbrennung und Fettverbrennung. Der Körper braucht für alles Energie, auch in Ruhe. Zuerst bedient er sich dafür aus dem Zuckertank. Das ist einfacher und schneller zu bewerkstelligen, als sich aus dem Fett-Tank zu bedienen. Mit dem Zuckertank kommen Sie gut trainiert 30 km weit. Danach holt sich der Körper die benötigte Energie, indem er Fett verbrennt – zumindest ist das genetisch so vorgesehen. Gene sind gut, entscheidend ist jedoch der Lebensstil. Kennen Sie Heißhunger? Dann haben Sie mit Ihrem Lebensstil wahrscheinlich dafür gesorgt, dass Ihr Körper verlernt hat, sich aus dem Fett-Tank mit Energie zu versorgen. Das ist wie vor dem vollen Kühlschrank verhungern. **Menschen, die unter Heißhunger leiden, kommen nicht an den Fett-Tank, den sie am Körper mit sich tragen.**

Mit einer guten Fettverbrennung kommt ein trainierter Läufer ohne Heißhunger weiter als die meisten seiner Mitstreiter.

Die Fettverbrennung findet im Muskel statt und zwar nur im aktiven Muskel. Aktiv heißt, die Muskelzellen enthalten Verbrennungsöfen, Mitrochondrien, die älter sind als der Mensch und die jeder Warmblüter hat. Diese Mitrochondrien sind faul, wenn sie nicht gebraucht werden, verbrennen Sie auch kein Fett. Zum Verbrennen benötigen sie unbedingt Enzyme. Wenn wir Fett verbrennen, haben wir Energie. Sogar mehr Energie und sparsamere Energie als durch Zucker-Verbrennung. Das misst man in der Atemluft. Wir atmen in Fettverbrennung 30 % weniger CO_2 aus als unter Zucker, das heißt wir haben 30% mehr Leistungsfähigkeit. Und der Fett-Tank würde für tausende Kilometer reichen, ohne Heißhunger. Unsere Fettpölsterchen sind der Fett-Tank, selbst wenn Sie so gertenschlank wie der Radsportler Armstrong (damals 4 % Körperfett) sind, könnten Sie noch unter Fettverbrennung tausende Kilometer laufen. Vermutlich werden Sie sich jetzt wundern und fragen, warum denn die Radprofis und Läufer dann noch Riegel essen oder Bananen? Nun, Zucker ist vergleichbar mit dem Benzintank im schnellen Auto und Fettverbrennung mit dem Diesel bei einem Ralleywagen, mit dem Sie weite harte

Strecken durchhalten. Die Profis setzen meistens auf Kohlenhydrate und hoffen darauf, dass die Streckenposten Ihnen rechtzeitig die Energieriegel zustecken. Diesen Profis ergeht es wie Ihnen, sie haben sich abhängig gemacht und brauchen ständig Zucker, um nicht in den Heißhunger oder Hungerast zu gelangen. Sofern Sie kein Sportler sind, kennen Sie das Phänomen aus Ihrem Alltag, wenn Sie spätestens alle 2 Stunden etwas – vor allem Zuckerhaltiges – zu essen brauchen.

Statt eines Streckenpostens, der Sie im Alltag mit Riegeln versorgt, greifen Sie auf eine der unzähligen Bäckereien zu oder haben vorsorglich eine Banane dabei, wenn Sie unterwegs sind. So ist der Zucker-Tank rasch nachgeladen und Sie fühlen sich wieder wohl.

Wie haben es die Urmenschen gemacht und vor allem wie machen es die heutigen Ultramarathonläufer?

Die Urmenschen hatten keinen Streckenposten entlang der Jagd-Strecke, wo sie sich mit Bananen und Energieriegeln versorgen konnten. Sie hatten auch keine ausgefeilten Trainingspläne. Jäger lebten, um zu überleben, sie haben nicht noch trainieren können für ihre Jagd. Jäger waren eigentlich auch sehr faul, sie haben nicht 8 Stunden wie Armstrong dafür trainiert, dass sie keinen Leistungseinbruch erleben durch Heißhunger. Die Urmenschen haben eigentlich gar nichts gemacht. Sie haben einfach nur etwas Entscheidendes weggelassen: Zucker und Kohlenhydrate. Gut, das taten sie zwangsläufig, dennoch ist das der entscheidende Punkt. Nochmal zur Erinnerung: Kohlenhydrate sind keine essentiellen Nährstoffe. Essentiell bedeutet lebensnotwendig. Leere Kohlenhydrate sind Luxus in der Natur.

Vielleicht erinnern Sie sich an den tollen Kinofilm „Die lustige Welt der Tiere", einen gewaltig schönen Naturfilm über das Leben in der Savanne. Dort gab es eine Szene, wo einmal im Jahr ein Obstbaum von den Tieren „geerntet" wird. Die sich den Bauch vollschlagen, auch von den bereits vergorenen Früchten (alkoholische Gärung!). An die lustigen Szenen torkelnder Tiere erinnern sich die meisten Zuschauer - eben besonders seltene Bilder von betrunkenen Tieren.

Allein für dieses zeitlich begrenzte Angebot an Zucker und Alkohol hat die Natur den Zuckerstoffwechsel entwickelt. Für den anstrengenden Alltag den Fettstoffwechsel. Letzterer war die wichtigste Energiequelle für den Urmenschen. Denn Kohlenhydrate gab es nur an wenigen Tagen im Jahr und nur mit viel Glück. Nämlich wenn im Sommer Beeren reif waren oder der Rest einer Honigwabe gefunden wurde. Außerdem gab es für diese süßen Gelegenheiten noch reichlich Konkurrenz!

Wenn das Geheimnis des Fettstoffwechsels so erfolgreich ist, warum macht es kaum ein Sportler? Ja, es machen schon sehr viele, die besten um genauer zu sein, aber die wenigsten geben Ihre „Ernährungstipps" preis. 2012 war das allerdings der Fall. Beim berühmten 160 km Lauf, dem „Western State". Dort sind einige Läufer ohne Kohlenhydrate den mörderischen

Lauf angetreten. Sie wollten unter Beweis stellen, dass Kohlenhydrate eben nicht lebensnotwendig und nicht leistungssteigernd sind. Beobachtet wurde das von der Universität Connecticut. Untersucht wurden zwei Gruppen. Die klassischen Kohlenhydrat-Esser und die Athleten unter ketogener Diät (also ohne Kohlenhydrate, auch low-carb genannt). Man konnte ca. 25 Läufer in zwei Gruppen aufteilen, die genau diese gegenteiligen Ernährungsstrategien „fuhren". Es wurden Blutmarker untersucht und nachgeprüft, ob die „Low-Carber" oder „Ketarier" und andererseits die Kohlenhydrat-Köstler eben auch das aßen, was sie angegeben hatten. Das Entscheidende an dem Versuch war natürlich der Lauf. Wie kann man besser den Nachweis erbringen, ob etwas funktioniert, als durch das Bestehen extremer Leistungen. Gelegentlich erinnern wir uns an die Pioniere, die früher Beweise angetreten haben, dass die Welt anders ist, als wir bislang glaubten: Columbus mit der Erde als eine Kugel, Newton mit der Schwerkraft und Einstein, nichts ist schneller als Licht. Andere Forscher riskierten ihr Leben oder nahmen gewaltige Strapazen bei Expeditionen auf sich. Dabei erkundeten diese Forscher und Pioniere nur etwas, was schon immer da war. Was der Western State 100 Meilenlauf 2012 hervorbrachte, war die Erkenntnis, dass es einen neuen Rekordhalter gibt: Tim Olson, der den Streckenrekord um 21 Minuten verbessert und mit 15 Minuten Vorsprung gewonnen hat. Als „Low-Carber"! Natürlich essen alle Läufer während des Rennens, doch ein „Ketarier" isst bei weitem nicht so häufig! Und – jetzt kommt das eigentlich Tolle daran - er erleidet auch keinen Heißhunger oder „Hungerast". Das ist entscheidend. Denn dieser Zustand ist zu Recht gefürchtet, weil die Muskeln schwach werden, ihren Dienst zu verweigern drohen und man sich elendig und in hohem Maße demotiviert fühlt. Diese Rennen werden nicht von Naturtalenten gewonnen, sondern von denen mit den besten Ernährungsstrategien.

Auf einer gewissen Ebene denken Sie: „Aber ist denn das gesund?" Stimmt's? Aber ist es nicht so, dass, wenn etwas unter extremen Bedingungen funktioniert, dann doch wohl erst recht unter normalen Bedingungen, oder? Denn die Dinge Ihres modernen Lebens sind Erfindungen, die unter Extrembedingungen getestet wurden: Im Weltraum, im Dschungel, auf dem Mount Everest, usw. Die ketogene Ernährungsform ist die, die vor 2.600.000 Jahren begann, sie wurde 2.590.000 Jahre erfolgreich getestet, so dass wir Menschen überleben konnten. Überleben ohne Kohlenhydrate, die uns so schnell abhängig gemacht haben und unter denen Sie wie ein Junkie unter Entzug leiden, Heißhunger haben, wenn der Körper die Kohlenhydrate verbrannt hat und auf neuen Nachschub wartet. Es gibt heute noch Völker, die ketogen leben. Völker, die nie anders gelebt haben. Die Inuit zum Beispiel, afrikanische Stämme, Jäger und Sammler – die gesündesten Völker der Erde. Und schon viele erfolgreiche Athleten haben sich dort abgeguckt, wie man ohne Leistungseinbruch und häufige Nahrungsaufnahme große körperliche

Herausforderungen mit Bravour meistert. Und viele Ihrer persönlichen Vorbilder leben auch so. Vielleicht fragen Sie sich, wie kann es sein, dass Hollywoodstars für ihr Alter noch so fit aussehen können. Und wer fit ist, ist auch gesund. Woher, fragen Sie sich, haben die diese Fitness? Haben die viel Zeit für Training? Wohl kaum.

*Die kennen **diesen Trick:** Die Heißhunger-adé-Diät! Eine Keto-Diät.*

9. Checkliste Heißhunger-adé-Diät

In der <u>Einführungs-Woche</u> verhalten Sie sich wie folgt:

Sie lassen für mindestens 7 Tage die Kohlenhydrate komplett weg und ernähren sich wie beim Fasten nur von starker Gemüsebrühe (selbstgemacht) und Eiweißshakes (ohne Carbs, zum Beispiel von vitaminexpress). Sie trinken Brühe und Wasser so viel Sie mögen und shaken sich 4 „Eiweißmahlzeiten" aus reinen Aminosäuren. Zwischen den Shakes halten Sie 4 Stunden Pause ein. Sie schlafen viel und gehen etwas spazieren. Plagt Sie der Heißhunger zu sehr, dürfen Sie täglich ein kleines Stück hochprozentige (>80% Kakaoanteil) Schokolade lutschen.

Konsequenz: Ihre Mitrochondrien stellen sich um auf Fettverbrennung in Ruhe. Sie haben nun Fettverbrennungsenzyme „gezüchtet". Das wars! Sie sind Fettverbrenner - oder Ketarier - und bleiben es auch, solange Sie die Fettverbrennung nicht durch die überflüssige Aufnahme von leeren Kohlenhydraten stoppen. Ihr Körper stellt nun ausreichend Ketonkörper her. Die Abhängigkeit von Zuckerzufuhr durch Essen ist durchbrochen. Heißhunger ist nicht mehr Ihr Problem.

Nebenwirkungen: Gewichtsabnahme, klarer Kopf, Kreativitätssteigerung, Bewegungsdrang, verbessertes Hautbild, uvm.

In der 2. Woche gibt es zusätzlich täglich eine kohlenhydratarme Mahlzeit für Sie. Zum Beispiel ein Stück Fisch mit Salat oder gekochtem Gemüse.

Ab der 3. Woche spielen Sie mit den Möglichkeiten unter Berücksichtigung der 9 Punkte. Sie lassen weiterhin 4 Stunden Zeit zwischen den Mahlzeiten, achten auf ausreichende Eiweißzufuhr und bleiben unter 50-60g Kohlenhydraten täglich.

Geschafft! Sie haben das Biest besiegt!
Um sich zu stählen und zu jeder Zeit unangreifbar zu machen ...

... gewöhnen Sie sich an täglich:

- Nüchtern Laufen

- Viel Gemüse essen

- Viel Wasser trinken

- Ausreichend Eiweiß essen

- Versorgung mit hochwertigen Fetten sicherstellen

- Artgerechtes Krafttraining

- Optimale Nährstoffversorgung

- Cortisol-Spiegel niedrig halten

- Alkoholverzicht

Zu 1. Es reichen 30 Minuten morgens nüchtern (d.h. keine Kohlenhydrate gegessen! Kaffee schwarz, Wasser, Eiweißshake ohne Kohlenhydrate, etc. ist ok) zu laufen. Das Laufen (oder anfangs das Walken) unternehmen Sie so, dass Sie leicht lächeln, durch die Nase atmen und sich nicht überanstrengen, also nicht in die Zuckerverbrennung kommen (3 Schritte Einatmen, 4 Schritte Ausatmen – oder aeroben Bereich mit Pulsuhr kontrollieren). Damit trainieren Sie die Fettverbrennung. Wirklich täglich morgens laufen ist das Nadelöhr. Wenn Sie das schaffen, erschaffen Sie sich neu!

Zu 2. Ideal schaffen Sie täglich 1 kg Gemüse (das ist essentiell!). Besonders wertvoll ist es als Rohkost – gekocht ist auch gut. Steigern Sie die Gemüse-Menge, die Sie momentan essen langsam und mit Spaß. Achten Sie auf kohlenhydratarme Sorten! (viel Kohlenhydrate sind drin, wenn nach langem Kauen Süße entsteht. Wie zum Beispiel bei Kartoffeln, Mais, rote Beete, Kürbisse, Bohnen, Erbsen) Anregungen und Kohlenhydrattabellen finden Sie im Internet und in Low-Carb Kochbüchern.

Zu 3. Mindestens 2 Liter sollten es sein. Wenn Sie die tägliche Bewegung fest in den Tagesablauf integriert haben und auch ausreichend Eiweiß essen, dann sollten Sie auch vermehrte Trinklust beobachten können.

Zu 4. Pro Kilogramm Körpergewicht sollten Sie 1 – 2g Eiweiß (das ist essentiell!) täglich essen. Das verteilen Sie auf Ihre 3 – 4 Mahlzeiten. Wiegen Sie 60 kg, bedeutet das, dass Sie ca 90g Eiweiß pro Tag essen, also 3 x 30g. Ihr

Körper besteht hauptsächlich aus Eiweiß und er braucht es für alle wichtigen Stoffwechselvorgänge. Vor allem jedoch braucht er es zum Muskelaufbau. Und nur der Muskel verbrennt Fett, aus dem Sie ja zukünftig die Energie beziehen wollen.

Zu 5. Hier ist allen voran omega-3 (das ist essentiell!) wichtig. Das beziehen Sie aus fettem Fisch oder Leinöl. Eine Dose Hering oder Makrele täglich und Sie sind optimal versorgt.

Zu 6. Mit Ihrem eigenen Körpergewicht machen Sie etwas Krafttraining zuhause. 5 bis 10 Minuten täglich reichen aus. Fordern Sie den Muskel, den Sie trainieren dabei, damit er durch diesen Reiz wachsen kann. So vermehren sich die Mitochondrien, die kleinen Kraftwerke, die körpereigenes Fett (Fettsäuren im Blut und Depotfett) zu Energie verbrennen können.

Zu 7. Leider enthält unser Gemüse heute nicht mehr viele Nährstoffe. Vor allem durch Lagerung und Zubereitung geht viel verloren. Sind Sie in der glücklichen Lage, Gemüse zu ernten und sofort zu verzehren, wäre das ideal. Sind Sie angewiesen auf wöchentliche Einkäufe im Supermarkt und Lagerung im Kühlschrank, usw. empfehle ich Vitamin- und Mineralstoffversorgung mit Nahrungsergänzungsmitteln sicherzustellen. Der Körper funktioniert am besten, wenn er alles hat, was er dazu braucht. Ihr Automotor braucht auch eine gewisse Menge Öl, um „gesund" zu bleiben und läuft weniger rund mit Frittenfett.

Zu 8. Entstressen Sie Ihr Leben, soweit es geht. Sorgen Sie für ausreichende Magnesiumzufuhr!

Eignen Sie sich zum Beispiel Mini-Meditationen für Staus, Zugfahrten oder rote Ampelphasen an. Nutzen Sie Wartezeiten dafür bewusst tief auszuatmen, Schultern tief zu ziehen und keinem Gedanken zu folgen – kurz zum „Runterkommen".

Zu 9. Trinken Sie in der Einführungswoche keinen Tropfen Alkohol. Alkohol schlägt Ihre Fettverbrennungsenzyme in die Flucht und die Mühe war umsonst. Das gilt natürlich für den Rest Ihres Lebens ebenso. Trinken Sie immer mal wieder Alkohol, kappen Sie nach und nach den wichtigen Zugang zum Fett-Tank und Sie machen sich wieder angreifbar für Heißhunger-Monster.

Und natürlich...

... der Verzicht auf leere Kohlenhydrate. Also auf Kuchen, Brot, Reis, Nudeln, Kartoffeln, Süßigkeiten, Schokolade, Chips, etc. Kohlenhydrate sind nicht essentiell – Ihnen wird also nichts fehlen. Sobald der Körper Kohlenhydrate bekommt, stoppt er die Fettverbrennung. Im Gemüse stecken die wenigen Kohlenhydrate, die Sie brauchen, weniger als 50 Gramm täglich sind auf Dauer ideal.

10. Heißhunger-adé-Diät ist eine ketogene Diät.

Was ist ketogene Diät?

Der Körper bedient sich immer aus zwei Energietanks gleichzeitig. Der Zucker– und der Fetttank stehen ihm zur Verfügung. An die Energie aus dem wesentlich kleineren Zuckertank (Energie für ca. 2 Stunden) kommt er schneller und Zucker zu verbrennen kostet den Körper weniger Energie und Sauerstoff, so dass er diesen Tank immer vorzieht. Ist der Zuckertank leer, zapft er den Fett-Tank an, wenn er kann. Dazu braucht er Fettverbrennungsenzyme. Hat er nur wenige Fettverbrennungsenzyme, kann er nur wenig und langsam Energie aus den Fettdepots nutzen. Marathonläufer kennen dieses Phänomen als den „Mann mit dem Hammer". Nach ca 30 Kilometern Laufen sind die Muskeln plötzlich leer und nichts geht mehr. Der Läufer schleppt sich zum Ziel, wo er eben noch „geflogen" ist. Ist er jedoch glücklicher Besitzer von ausreichend Fettverbrennungsenzymen, kann der Körper umschalten auf Fettverbrennung (wie ein Hybridmotor im Auto) und er läuft und läuft. Es ist sehr unwahrscheinlich, dass jemand seinen Fetttank jemals leergelaufen hat. Wo Ihr Fetttank ist? Wahrscheinlich können Sie ihn am Bauch greifen.

Das Wesentliche einer ketogenen Diät ist, dass der Körper seinen Energiebedarf hauptsächlich aus Fett deckt und nicht aus Glukose und Fett. Er soll gezwungen werden, seine Energie aus den Fettdepots zu holen. Das ist ähnlich dem Hungerstoffwechsel. Beim Hungern oder Fasten wird keine Nahrung zugeführt, so dass, wenn die Glukosereserven aufgebraucht sind, der Körper die Energie versucht aus Fett zu mobilisieren. Oft verbraucht er beim Fasten (um an Energie zu kommen) jedoch köpereigenes Eiweiß. Daher halte ich Fasten ohne Eiweißversorgung für ungünstig für die Gesundheit, da wichtige Muskelmasse abgebaut wird. Um Körperfett zu verbrennen, braucht der Körper Fettverbrennungsenzyme, die nicht bei jedem Menschen in ausreichender Anzahl vorhanden sind. (Wie Sie Fettverbrennungsenzyme herstellen können? Kinderleicht – siehe 9. Checkliste)

Der Körper macht aus Fett die sogenannten Ketonkörper. Dazu werden Fettsäuren in der Leber zu Ketonkörpern umgebaut. Diese dienen dem Gehirn als notwendiger Brennstoff genauso gut wie Zucker. Viele erfahrene Ketarier meinen, dass die Kreativität und das klare Denken durch diese Ernährungsform weitaus gesteigert werden, was ich aus eigener Erfahrung bestätigen kann.

Eine ketogene Diät ist also eine Ernährungsform mit limitierter Kohlenhydrataufnahme. Man spricht auch von no carb, low carb und Atkins Diät. Die tägliche Summe der aufgenommenen Kohlenhydratmenge umfasst ca. 50 bis 100g Kohlenhydrate, je nach körperlicher Leistung,

Verfassung und Absicht, die mit der Ernährungsform verfolgt wird. Proteine aus gesunden Quellen und hochwertige, notwendige Fette werden in ausreichender Menge aufgenommen, so wie alle anderen essentiellen Stoffe.

Noch einmal zur Erinnerung: Kohlenhydrate sind nicht essentiell. Es reicht die Menge, die wir über Gemüse aufnehmen.

Auf welche Weise wirkt ketogene Diät, so dass man nie wieder Heißhunger hat?

Der Stoffwechselvorgang, bei dem Ketonkörper gebildet werden, wenn man länger auf Kohlenhydrate verzichtet und bei dem Fette die Hauptenergielieferanten für den Körper sind, wird als "Ketose" bezeichnet. Ketonkörper haben hungerstillende Wirkung. Aber was hat Ketose mit Heißhunger zu tun?

Bei einer Ketose kommt es kaum zu Blutzuckerschwankungen. Der Körper stellt nämlich nur so viel Ketonkörper, also Ersatzkohlenhydrate, her wie gebraucht werden. Nehmen wir wie bei herkömmlicher Ernährungsweise auf einmal viele Kohlenhydrate auf, steigt unser Blutzucker unwillkürlich stark an. Daraufhin wird Insulin aus der Bauchspeicheldrüse bereitgestellt. Mithilfe von Insulin wird der Zucker in die Zellen geschleust und der überflüssige Zucker als Fett in den Fettzellen gespeichert und der Blutzucker sinkt wieder. Je dramatischer er ansteigt, umso krasser sinkt er danach wieder ab. Der Regulationsmechanismus unseres Körpers will uns damit vor den Gefahren eines überhöhten Blutzuckers bewahren. Worunter wir jedoch in vieler Hinsicht leiden, sind große Blutzuckerschwankungen. An dieser Stelle will ich nur auf eine Folge eingehen: den Heißhunger. Fällt also nach einer kohlenhydratreichen Mahlzeit der Blutzucker „in den Keller", reagiert der Körper mit Heißhunger. Das ist eine Schutzeinrichtung. Der Heißhunger soll uns animieren, etwas Kohlenhydrathaltiges zu essen, um den Blutzucker wieder auf ein normales Niveau anzuheben. Nur haben wir aus dem Blick verloren, dass dieses Leid erst entstanden ist, weil wir überflüssige Kohlenhydrate gegessen haben! Und immer noch werden bis zu 50%! (auch von Ärzten und der DGE, etc.) leere Kohlenhydrate (Vollkornbrot, Nudeln, Reis, Kartoffeln) als Basis unserer ausgewogenen Ernährung empfohlen.

Vielleicht kennen Sie Heißhunger auf Süßigkeiten nach Nudelmahlzeiten oder Pommes Frites mit Ketchup? Eine normale Portion Pommes mit Ketchup liefert ca. 80g Kohlenhydrate. Ein gemischter Salat mit Fischfilet oder Putenbrust dagegen nur ca. 10g. Offensichtlich, bei welcher Mahlzeit mehr Insulin bereitgestellt wird?

Warum bewiesen ist, dass ketogene Diät gesund ist

Die Ernährungsstudie, die beweist, dass ketogene Diät den Körper vor Zivilisationskrankheiten und Übergewicht schützt, ist über einen Zeitraum von 1,8 Millionen Jahren gemacht worden. Nämlich von Beginn der Menschheit bis zu dem Zeitpunkt, als er sesshaft geworden ist und durch Ackerbau vermehrt Getreide und Stärkehaltiges zu sich genommen hat. Fortan wuchsen die Menschen kleiner und bekamen zudem Krankheiten, die wir heute kennen: Krebs, Arthrose, Zuckerkrankheit, Bluthochdruck, Allergien, uvm.

Unsere nicht-sesshaften Vorfahren hätten kaum überlebt, so dass es uns heute wahrscheinlich nicht gäbe, wenn sie Kohlenhydrate in dem Maße zu sich genommen hätten, wie es heute üblich ist. Sie wären zu geschwächt und zittrig vom Heißhunger gewesen, als dass sie stundenlang einem Tier (ihrem Essen) hätten hinterherjagen können und es dann noch mit kühlem Kopf zu überlisten. Außerdem gab es nicht alle zwei Stunden etwas zu essen. Es mussten oft große Zeiträume ohne Essen ausgehalten werden. Wenn Sie sich heute umsehen, dann ist Essen überall verfügbar und deshalb eine Kohlenhydratmast, wie sie heute bei den meisten üblich ist, kein organisatorisches Problem. Nach Brötchen zum Frühstück muss zwei Stunden später (der Zuckertank ist leer) ein Snack her. Zwei weitere Stunden später das Mittagessen, dann Kaffee mit Kuchen, dann AbendBROT. Verstanden?

Der lebende Beweis für gesundes Leben durch lowcarb Ernährung, sind die Inuit (Eskimos). Sie leben fast ausschließlich von rohem Fisch. Der ist sehr fettig. Kohlenhydrate bekommen sie ab und zu in Form von Pflanzenresten im Magen der erlegten Beute. Sie gelten als das gesündeste Volk der Welt.

Was fälschlicherweise behauptet wird:

- Ketonkörper sind schädlich für die Nieren: Falsche Schlussfolgerung. Die kohlenhydratarme Ernährung ist gleichzeitig proteinreich und der Glaube, dass zuviel Protein den Nieren schadet, hält sich wacker. Für eine gesunde Niere sind bis zu 4g Eiweiß pro Kilogramm Körpergewicht kein Problem. Der Körper besteht aus Proteinen, er braucht sie. Es gibt keine Nierenschäden bei hohem Eiweißkonsum, sofern man genug Flüssigkeit zuführt. Eiweißreiche Lebensmittel fördern den Durst. Unsere Vorfahren haben mehrere hundert Gramm Eiweiß täglich gegessen.

- Das Gehirn braucht Kohlenhydrate: das ist wahrscheinlich der am weitesten verbreitete Irrtum. Während der Umgewöhnung vom Kohlenhydratesser zum Ketarier kann es zu Konzentrationsstörungen kommen. Doch schnell hat sich der Körper gewöhnt und das Gehirn ist „von Haus aus" in der Lage Ketonkörper als Energiequelle zu nutzen.

- <u>Der Cholesterinspiegel steigt</u>: Falsch. Erst durch Insulin wird Cholesterin aufgenommen. Wer viel Fett, aber wenig Kohlenhydrate isst, hat keinen erhöhten Cholesterinspiegel.

Deutschland ist noch rückständig in Sachen ketogener Ernährung:

Als dieses Buch geschrieben wurde, legte Schweden als erste westliche Nation, einen niedrigeren Kohlenhydrat- und höheren Fettkonsum als nationale Prävalenz der Adipositas, Bekämpfung der Diabetes und Verbesserung der Herzgesundheit als Diätempfehlung zugrunde. Nachdem 16000 Studien zu Ernährung und Adipositas ausgewertet wurden, kamen schwedische Regierungsberater am Swedish Council on Health Technology Assessment zu dem Ergebnis, dass kohlenhydratarme Diäten sowohl nützlich als auch sicher sind bei Insulinresistenz. Ausdrücklich wird darauf hingewiesen, dass es keinen Zusammenhang zwischen fettreicher Ernährung und Übergewicht und Herzkreislauferkrankungen gibt. Und das ist genau noch der Mythos Nr. 1, den Ihnen Ihre Ernährungsberater weismachen wollen. Ernährungsberater, die nur den Empfehlungen der DGE folgen.

Hat Ihnen der kleine Ratgeber „Heißhunger Vernichtung gefallen? Dann lesen Sie doch unser „großes Werk" „Abnehmen ohne Diät-Mythen" als Kindle-eBook oder falls Sie es schon kennen, verschenken Sie es!

http://www.amazon.de/dp/B00HM73OAW

Bleiben Sie glücklich und fit,
Ihre
Birgit Simon